AF319682

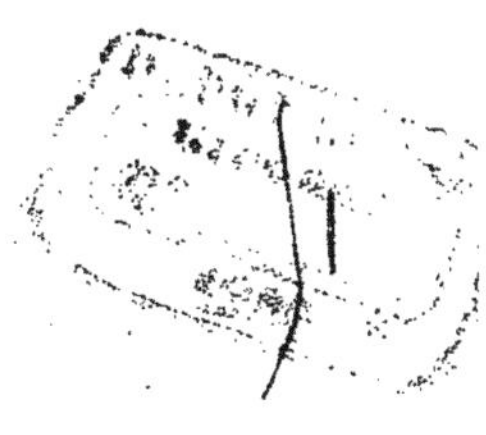

COMITÉ GIRONDIN
DE L'ALLIANCE
D'HYGIÈNE SOCIALE

La Lutte
Antituberculeuse

Organisation
et
Fonctionnement

à Bordeaux
et dans la Région

PAR

LE Dr A. PITRES

Doyen de la Faculté de Médecine
de Bordeaux

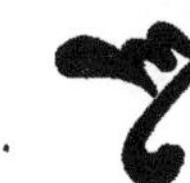

BORDEAUX

Librairie de la Mutualité

Rue Saint-Christoly, 10-12

ORGANISATION ET FONCTIONNEMENT

DE LA

LUTTE ANTITUBERCULEUSE A BORDEAUX

ET DANS LA RÉGION [1]

PAR LE

Dr A. PITRES

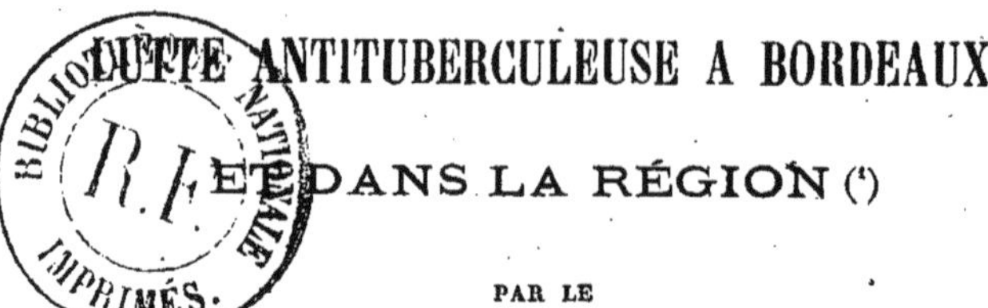

MESDAMES, MESSIEURS,

Le Congrès international qui a réuni, à Paris, du 2 au 7 Octobre dernier, plus de cinq mille savants accourus de tous les points du globe pour chercher à élucider en commun quelques-uns des problèmes que soulève l'étude de la tuberculose, n'a pas seulement intéressé les médecins, obligés, par devoir professionnel, de se tenir au courant de la science; il a aussi attiré l'attention du grand public sur des questions qui sont généralement peu familières aux gens du monde et sur lesquelles il serait cependant très désirable que chacun possédât des notions tout à fait précises.

Après avoir assisté à ses séances et pris part à ses travaux, mes éminents collègues du Comité régional chargé de préparer son organisation dans la Gironde et les départements limitrophes, MM. Ad. Bayssellance, de Nabias, Ferré, Armaingaud, Durand, Ch. Cazalet, etc., ont pensé qu'il pourrait être utile non pas de vous donner un compte rendu de sa session — ce qui serait matériellement impossible vu le nombre considérable et la nature très technique des communications qui y ont été présentées, — mais de vous faire connaître, dans une causerie dégagée de toute prétention au beau langage et de

[1] Conférence faite à l'Athénée le 19 novembre 1905, sous la présidence de M. Adrien Bayssellance, ancien maire de Bordeaux, et le haut patronage du Comité girondin de l'Alliance d'Hygiène sociale.

tout étalage d'érudition, les idées générales qui y ont été agitées et les applications qu'elles comportent.

Ils m'ont confié la mission d'être, en cette circonstance, leur porte-parole.

Fidèle au programme qu'ils m'ont tracé, je vais essayer, en leur nom et sous le bienveillant patronage du Comité girondin de l'Alliance d'hygiène sociale :

1° De vous exposer, aussi clairement que je le pourrai, les notions scientifiques essentielles que tout le monde doit posséder pour bien comprendre les tendances et les procédés de la lutte antituberculeuse ;

2° De vous montrer la part qu'ont prise à cette lutte les médecins et les philanthropes de Bordeaux et de la région ;

3° De vous indiquer les points pratiques, immédiatement réalisables, vers lesquels doit être plus spécialement dirigée aujourd'hui la sollicitude des personnes qui, dans leur propre intérêt aussi bien que dans l'intérêt général de l'humanité, ont le très légitime souci de s'associer à l'effort que font actuellement toutes les nations civilisées, en vue de combattre la tuberculose.

I

Notions fondamentales sur la tuberculose, son bacille et ses causes prédisposantes.

La tuberculose est une maladie déterminée par la pénétration et le développement dans le corps de l'homme ou des animaux d'un microbe particulier qu'on appelle habituellement, du nom du savant qui l'a découvert, le bacille de Koch.

Quand ce bacille s'est introduit dans l'organisme d'un animal vivant, il y vit en parasite, s'y multiplie et provoque autour de lui, tant par le fait de sa présence que par l'action des produits qu'il sécrète, des tuméfactions inflammatoires susceptibles de se ramollir et de s'ulcérer.

Il peut se fixer dans tous les organes, dans tous les tissus, et causer dans chacun d'eux des lésions d'aspect assez peu uniforme pour que les médecins aient pendant fort longtemps méconnu leur identité de nature. C'est ainsi que : *dans les poumons*, où il établit très souvent son siège, il engendre les lésions caractéristiques de la phtisie pulmonaire; *dans les méninges*, celles de la méningite tuberculeuse; *dans les os,* celles de l'ostéite, de la carie, de la nécrose; *dans la colonne vertébrale*, celles du mal de Pott; *dans les articulations*, celles des tumeurs blanches, des coxalgies, de certaines arthrites aiguës ou chroniques; *dans la peau*, celles du lupus; *dans les ganglions lymphatiques*, celles des glandes dites scrofuleuses, etc., etc.

Les savants de la première moitié du siècle dernier avaient sur la tuberculose des idées incomplètes et par conséquent inexactes. Ils ne connaissaient guère qu'une de ses manifestations: la Phtisie pulmonaire. Ils croyaient que cette phtisie était une maladie propre à l'espèce humaine, toujours incurable, habituellement héréditaire, résultant de l'appauvrissement organique des individus par la lente accumulation des tares ancestrales. Ils l'envisageaient comme une sorte de diathèse de déchéance ou, mieux, comme l'aboutissant commun de toutes les diathèses, comme un moyen employé par la nature pour assurer l'épuration des races épuisées.

Tout n'était pas absolument faux dans ces doctrines. Il y avait, ainsi que je vous le montrerai tout à l'heure, une part de vérité dans les observations sur lesquelles elles étaient fondées. Mais il s'est produit pour elles ce qui est arrivé trop souvent dans les sciences médicales; sur des observations particulières à peu près justes mais insuffisamment analysées, on a édifié des doctrines qui se sont écroulées lorsque les faits sur lesquels elles étaient fondées ont été mieux connus et plus rigoureusement interprétés.

Quoi qu'il en soit, les opinions courantes relativement à la tuberculose étaient celles que je viens de vous rappeler, lorsque, le 5 décembre 1865, un médecin militaire français, professeur agrégé à l'École d'application du Val-de-Grâce, J.-A. Villemin, fit à l'Académie de Médecine une communication qui a été le point de départ d'une orientation nouvelle des esprits, si heureuse, si féconde dans ses résultats que durant les quarante années qui se sont écoulées depuis 1865 jusqu'à aujourd'hui, l'étude de la tuberculose a réalisé plus de progrès qu'elle n'en avait accompli depuis Hippocrate jusqu'à 1865.

Villemin annonçait, dans cette mémorable communication, un fait bien simple en apparence. Il racontait qu'ayant eu l'idée d'inoculer à des animaux des produits tuberculeux provenant de l'homme, des crachats de phtisiques notamment, il avait rendu ces animaux tuberculeux.

La tuberculose contagieuse! La tuberculose transmissible par inoculation de l'homme aux animaux! C'était une véritable révolution dans le domaine de la médecine, c'était le bouleversement des idées unanimement admises, l'écroulement brutal des doctrines de l'école. Aussi n'accepta-t-on tout d'abord qu'avec une défiante réserve les conclusions qui ressortaient des expériences de Villemin. Mais les faits sont les faits; rien ne prévaut contre eux. Et quand de nombreux expérimentateurs eurent contrôlé avec un plein succès les affirmations du médecin du Val-de-Grâce, il fallut bien reconnaître que la tuberculose n'était pas une maladie exclusivement humaine, résultant d'une lente déchéance héréditaire de l'organisme, qu'elle était une vulgaire maladie virulente, contagieuse, inoculable de l'homme aux animaux, des animaux aux animaux, et probablement aussi, bien que l'expérience directe n'ait pu en être faite, des animaux à l'homme et de l'homme à l'homme.

Pendant que ces idées se répandaient dans le monde, Pasteur, étudiant dans le silence du laboratoire la biologie des infiniment petits, inventait une à une, avec une merveilleuse sagacité, les méthodes d'isolement et de culture sur lesquelles est fondée aujourd'hui la science bactériologique. Absorbé par la série de ses admirables travaux sur la fermentation, la maladie des vers à soie, le charbon, le choléra des poules, la rage, etc., il n'eut pas le loisir de s'occuper de la tuberculose. Ce fut un médecin allemand, Robert Koch, qui, en 1882, découvrit le bacille d'où dépendent toutes les lésions tuberculeuses.

Qu'est-ce donc que ce redoutable bacille dont on a tant parlé et qu'on a tant étudié depuis le jour où il a fait son entrée triomphale dans la science?

C'est un tout petit être vivant, appartenant aux formes les plus inférieures du règne végétal. Il a la forme d'un bâtonnet, mesurant de 3 à 5 millièmes de millimètre de longueur sur 2 à 4 dix-millièmes de millimètre de largeur. Il se développe assez aisément dans du bouillon additionné de sang ou de glycérine ou sur des tranches de pomme de terre imprégnées de glycérine, à la condition qu'on le maintienne à l'obscurité, dans une étuve chauffée à une température de 37 à 40°. Au-dessus de 42° ou au-dessous de 28°, il s'engourdit et tombe en état de vie latente dont il sortira s'il vient à trouver des conditions de milieu et de température favorables à son développement.

Il résiste à l'action de la plupart des antiseptiques. Il n'est détruit ni par la putréfaction ni par la dessiccation. Le froid lui est indifférent. Pour le tuer par la chaleur il faut, ou bien le plonger pendant quelques minutes dans un liquide dont la température est élevée à 90 ou 100 degrés, ou bien le soumettre à une température sèche de plus de 120°.

Son grand ennemi, c'est le soleil. Exposé, pendant quelques instants seulement, aux rayons directs d'un beau soleil d'été, il perd sa vitalité. Il meurt également par le fait d'une exposition prolongée à la lumière diffuse. Au contraire, si on le maintient dans l'obscurité, il conserve pendant fort longtemps sa virulence.

Le bacille de Koch se trouve en nombre plus ou moins grand dans toutes les lésions tuberculeuses de l'homme et des animaux, et quand ces lésions viennent à se ramollir et à s'ulcérer, à « s'ouvrir » comme disent les médecins, les liquides qu'elles sécrètent en contiennent de grandes quantités. C'est ainsi qu'il pullule dans les crachats des phtisiques dont les lésions pulmonaires sont arrivées au stade d'ulcération, dans les selles des malades qui ont des ulcérations tuberculeuses de l'intestin, dans les urines de ceux qui ont des ulcérations tuberculeuses des reins ou de la vessie, dans le pus des abcès tuberculeux des os, des articulations ou des glandes lymphatiques, etc.

Tant qu'ils contiennent des bacilles vivants, tous ces produits sont virulents et inoculables. Injectés dans les tissus d'un animal sain, ils le rendent tuberculeux. Qu'on fasse pénétrer, par exemple, sous la peau d'un lapin ou d'un cobaye, soit de petits fragments de nodules tuberculeux, soit quelques millimètres cubes de l'une des sécrétions pathologiques provenant de la fonte de tels nodules, le lapin ou le cobaye contractera de ce fait la tuberculose. Les bacilles introduits par inoculation directe dans son corps s'y fixeront, s'y développeront, s'y reproduiront et provoqueront, dans les organes de l'animal soumis à l'expérience, des lésions de nature franchement tuberculeuse.

Il n'est même pas indispensable, pour que ce résultat soit atteint, que le produit bacillifère soit introduit de force sous la peau de l'animal sain.

La contagion peut s'opérer sans inoculation directe, c'est-à-dire sans effraction expérimentale, par l'intermédiaire des voies digestives. Si, par exemple, on élève des veaux ou des porcelets avec du lait contenant des bacilles tuberculeux, ces veaux ou ces porcelets ne tardent pas à contracter la tuberculose. Si on mélange des crachats de phtisiques à la pâtée des animaux domestiques, chiens, chats, etc., ces animaux deviennent presque fatalement tuberculeux.

La contagion s'opère aussi par l'intermédiaire des voies respiratoires. Si on enferme des cobayes dans des cages dont le sol est garni d'ouate préalablement souillée par des crachats de phtisiques desséchés à l'ombre, ou si on secoue de temps en temps dans leurs cages des tapis imprégnés de produits tuberculeux desséchés, on détermine chez ces animaux une véritable épidémie de tuberculose (Villemin, Cornet, etc.).

Un des faits les plus intéressants qu'a mis en relief dans ces dernières années l'étude de la tuberculose chez les animaux, c'est que l'hérédité ne joue pas dans la genèse de cette maladie le rôle prépondérant qu'on lui attribuait autrefois dans la pathologie humaine. Les animaux domestiques qui contractent le plus facilement la tuberculose ne naissent pour ainsi dire jamais porteurs de lésions tuberculeuses, même lorsque leurs ascendants sont nettement tuberculeux; ils deviennent tuberculeux après naissance, et le sont d'autant plus fréquemment qu'on les examine à un âge plus avancé. Cette très importante notion ressort des observations faites dans toutes les grandes villes du monde par les vétérinaires chargés de l'inspection sanitaire des abattoirs. Des statistiques rigoureuses, portant aujourd'hui sur des millions de cas, établissent, par exemple, que parmi les jeunes veaux livrés à la boucherie avant l'âge de deux mois on n'en trouve pas plus d'un tuberculeux sur cent mille, tandis que les bœufs, habituellement abattus entre deux et six ans, sont atteints de tuberculose dans la proportion de onze cent sur cent mille, et les vaches, ordinairement âgées de plus de six ans, dans la proportion de cinq mille trois cent sur cent mille.

Ces chiffres démontrent péremptoirement que la tuberculose est d'autant plus fréquente qu'on s'éloigne davantage de l'époque de la naissance. Mais ils ne suffisent pas à eux seuls à prouver qu'elle est toujours une maladie acquise, car il ne serait pas impossible que les animaux ne présentant pas de lésions tuberculeuses appréciables au moment de leur naissance portassent cependant, en venant au monde, des germes morbides latents, susceptibles de se développer plus tard. Une expérience très simple du regretté professeur Nocard, d'Alfort, prouve que cette hypothèse n'est pas fondée. M. Nocard a choisi des veaux issus de vaches tuberculeuses et les a divisés en deux lots. Ceux du premier lot ont été laissés en contact avec leurs mères malades. Ceux du second ont été séparés d'elles et nourris avec du lait sain, dans une étable non contaminée. Après quelques mois, ils ont tous été abattus. Les premiers étaient en grande majorité tuberculeux ; les seconds, tous sains. L'expérience est concluante. Si on sépare aussitôt après la naissance les descendants encore sains de leurs ascendants tuberculeux, et qu'on tienne les premiers à l'abri des causes habituelles de la contagion, ils ne deviennent pas tuberculeux. Donc, la tuberculose n'est pas la conséquence du développement tardif des germes morbides introduits, avant la naissance, dans le corps des nouveau-nés : elle n'est pas héréditaire.

Des observations analogues démontrent qu'il en est de même dans l'espèce humaine. L'homme ne naît pas tuberculeux ; il le devient après la naissance, et il court d'autant plus de risques de le devenir qu'il est exposé plus jeune à des causes plus nombreuses de contamination. Or, ces causes de contamination se trouvent toutes réunies dans les milieux familiaux infectés par la présence d'un ou de plusieurs parents atteints de tuberculose. Voilà pourquoi les enfants des tuberculeux deviennent plus fréquemment tuberculeux que les autres. Les anciens médecins, qui avaient fort bien constaté cette fréquence plus grande de la tuberculose chez les descendants de tuberculeux, l'expliquaient par des influences héréditaires préexistantes à la naissance. Mais, en réalité, l'hérédité n'y joue aucun rôle, car les descendants de tuberculeux, séparés de leurs parents aussitôt après la naissance et élevés dans des milieux non contaminés, ne deviennent pas plus souvent tuberculeux que les descendants de parents non tuberculeux.

Tout comme les animaux, l'homme acquiert la tuberculose par inoculation, par infection des voies respiratoires ou par infection du tube digestif.

La contagion par inoculation est rare. Elle ne se produit guère que chez les médecins ou les étudiants en médecine qui se blessent aux mains en pratiquant des autopsies de tuberculeux. Il se forme alors, au point où a eu lieu la blessure, une induration de nature bacillaire à laquelle on donne le nom de Tuberculose anatomique, qui dure longtemps si on ne la traite, dès le début, par des cautérisations énergiques ou par l'ablation totale au bistouri. Cette lésion reste habituellement locale, mais elle peut aussi parfois devenir le point de départ d'une tuberculose viscérale mortelle. Il est probable que l'un des plus grands médecins du siècle dernier, Laënnec, l'inventeur de l'auscultation, l'auteur d'une série de travaux marqués au sceau du génie, a contracté par ce procédé le germe de la phtisie pulmonaire dont il est mort en 1826, à l'âge de quarante-sept ans.

La contagion par les voies respiratoires résulte de la pénétration dans les bronches de particules bacillifères voltigeant dans l'air que nous respirons. Le crachat des phtisiques en est l'agent le plus actif et le plus dangereux. Répandu sur des planches mal jointes, sur des murs anfractueux, sur des tapis, des mouchoirs, des objets de literie, etc., il s'y dessèche sans perdre sa virulence. Puis, lorsqu'il est durci par la dessiccation, le balayage à sec, tel qu'il est pratiqué dans la plupart des maisons privées, ou la manipulation des étoffes sur lesquelles il s'est fixé, le fragmente en particules impondérables qui se répandent dans l'atmosphère, Ces particules pénètrent, pendant l'inspiration, dans les poumons des personnes saines, et, si ces personnes sont en état de réceptivité morbide, elles contractent la tuberculose.

Tous les produits pathologiques contenant des bacilles de Koch peuvent, par un mécanisme analogue, devenir des agents de contamination de l'atmosphère et de propagation de la tuberculose. De ce nombre sont les matières fécales des phtisiques qui avalent leurs crachats ou de ceux qui ont des ulcérations intestinales. Desséchés sur les chemises ou les draps de lit, elles sont ensuite partiellement réduites en poussière par les plissements répétés ou les froissements brusques des linges qui en ont été souillés, et disséminés dans l'atmosphère par les moindres courants d'air. Nos distingués concitoyens MM. les Drs Anglade et Cruchet ont démontré que c'était là le mécanisme par lequel l'air des salles des asiles d'aliénés et des hôpitaux d'enfants était tout aussi chargé de germes tuberculeux que celui des services hospitaliers d'adultes, bien que les déments et les enfants ne crachent pour ainsi dire jamais, même lorsqu'ils sont atteints de phtisie très avancée.

La contagion par les voies digestives a pour agent principal le lait. Dans les vacheries des environs des grandes villes, le lait provenant de toutes les vaches du troupeau est habituellement mélangé dans de grands récipients avant d'être enfermé dans les cartons dans lesquels il est livré aux consommateurs. Il en résulte que si une seule vache du troupeau donne du lait contaminé, toute la provision de la vacherie sera souillée par son mélange avec le lait de la bête malade, et pourra donner la tuberculose aux enfants ou aux adultes qui en feront usage, s'il n'a été au préalable soumis à une température suffisamment élevée pour détruire intégralement les germes qu'il contient.

L'infection par les voies digestives peut encore se produire par l'ingestion de viandes provenant d'animaux tuberculeux, clandestinement abattus et débités dans les fermes ou dans les boucheries des campagnes non soumises à l'inspection sanitaire, ou bien par l'absorption des produits alimentaires exposés inconsidérément à l'étalage et souillés par le dépôt des poussières impures de la rue.

Les poumons et le tube digestif sont, de l'avis unanime de tous les hygiénistes modernes, les deux voies principales par lesquelles les germes tuberculeux pénètrent dans le corps des personnes saines et les contaminent. Mais on ne sait pas d'une façon absolument précise quel est, de ces deux modes de contagion, le plus fréquent et le plus dangereux. A la suite des premiers travaux de Villemin, de Cornet, de Strauss, on était disposé à penser que c'était surtout par les poumons que l'homme contractait la tuberculose. Les recherches de Flügge, celles plus récentes de Behring et de Calmette tendent, au contraire, à donner la prédominance au tube digestif. Au fond cela a peu d'importance pratique, car, tout le monde étant d'accord pour admettre la possibilité de l'infection par l'une et l'autre voie, les mesures de prophylaxie doivent tendre à protéger également nos poumons contre les particules contagieuses tenues en suspension dans l'air que nous respirons et notre tube digestif contre les germes bacillaires inclus dans les aliments dont nous nous nourrissons.

Mais, devez-vous vous demander, si l'air que nous respirons, si les aliments que nous ingérons sont, aussi fréquemment que le prétendent les hygiénistes, souillés par des germes capables de donner naissance à la tuberculose, comment se fait-il que nous ne soyons pas tous tuberculeux? Cette question, très spécieuse, va me conduire à vous parler des causes prédisposantes de la tuberculose. Mais auparavant il faut que vous sachiez qu'il y a, de par le monde, beaucoup plus de tuberculeux qu'on ne le croit généralement. Un très grand nombre de personnes qui paraissent jouir d'une excellente santé sont ou ont été tuberculeuses. A côté des formes graves de la phtisie avancée ou de la méningite tuber-culeuse qui sont à peu près fatalement incurables, il y a une foule de manifestations tuberculeuses bénignes qui sont susceptibles de guérison et qui guérissent dans la grande majorité des cas; si bien que l'affirmation du professeur Grancher disant que la tuberculose est la plus curable de toutes les maladies chroniques n'est pas du tout un paradoxe : elle est au contraire l'expression pure et simple d'une constatation vulgaire. Songez que toutes les lésions dites scrofuleuses des enfants sont des lésions de nature tuberculeuse, que la plupart des pleurésies, des tumeurs blanches, des coxalgies, des arthrites chroniques, sont elles aussi des affections tuberculeuses, bacillaires, et vous voyez tout de suite combien s'étend le champ de la tuberculose.

Il y a plus. Beaucoup de personnes, réputées indemnes de toute tare, portent, immobilisés dans un coin de leurs poumons ou dans quelques-uns de leurs ganglions lymphatiques, des îlots plus ou moins volumineux de lésions tuberculeuses latentes, qui n'ont jamais donné lieu à aucun symptôme apparent, qui n'ont jamais provoqué aucune réaction morbide appréciable, qui ont guéri sur place sans altérer en aucune façon leur santé générale. Tous les médecins qui ont eu l'occasion de pratiquer un grand nombre d'autopsies savent que c'est là un fait très commun. Le professeur Letulle, qui a fait à ce point de vue le relevé de l'examen cadavérique de 189 sujets morts dans les hôpitaux de maladies diverses, n'en a trouvé que 79 indemnes de toute lésion de ce genre. Et le professeur Brouardel, qui est depuis de nombreuses années chargé du service des autopsies à la morgue de Paris, affirme que, dans la moitié des cas au moins, il trouve, sur les cadavres soumis à son examen, des traces de tuberculose latente ou des restes de tuberculose guérie.

Nous devons donc étendre un peu plus la question que nous avons à résoudre et nous demander non seulement comment il se fait que, vivant tous dans un milieu où fourmillent les germes de la tuberculose, nous ne devenions pas tous tuber- culeux, mais encore comment il se fait que tous les tuberculeux ne meurent pas de la tuberculose dont ils sont atteints? Eh bien, cela tient tout simplement à ce que le germe contagieux ne trouve pas, chez tous les sujets sur lesquels il tombe, des conditions également favorables à son développement. Le bacille de la tuberculose est un être vivant qui ne peut végéter et fructifier que sur un terrain lui convenant. Semez du froment sur une terre bien préparée par des labours profonds, des assolements habiles et l'adjonction d'engrais appropriés, il donnera une abondante récolte; semez la même graine sur un sol pauvre, trop humide ou trop sec, trop argileux ou trop calcaire, elle végétera misérablement et ne fournira pas de grains; semez-la sur du sable ou du roc, elle ne poussera pas du tout. Le bacille de la tuberculose est soumis aux mêmes lois biologiques. Pour qu'il prospère, il lui faut un terrain de cul- ture particulier. S'il tombe sur un sujet surmené, affaibli par des maladies antérieures, débilité par des excès ou par des privations, sa végétation devient rapidement luxuriante; il essaime des colonies vivaces qui vont faire des ravages dans tous les organes; il cause des maladies inguérissables, mortelles. S'il tombe sur des sujets moyennement résistants, il prend racine au point où il a pénétré, y végète miséra- blement et y provoque ces formes de tuberculoses localisées, torpides, qui, tout en constituant des maladies sérieuses par leur longue durée et la difficulté de leur guérison, ne sont cependant pas incurables. Si, enfin, il atteint un sujet suffi- samment résistant, il ne peut pas plus prendre racine que le froment semé sur le sable pur ou la roche : il meurt sur place sans avoir provoqué même de lésions locales.

D'une manière générale, tout ce qui a pour effet de rendre

l'homme plus robuste et plus vigoureux, tout ce qui tend à augmenter son activité et sa résistance vitales, diminue ses chances de réceptivité vis-à-vis de la tuberculose. Inversement, toutes les causes d'épuisement, de misère physiologique, de déchéance organique, rendent l'homme plus accessible à la contagion tuberculeuse. De ce nombre sont les maladies antérieures déprimantes, les excès prolongés de travail ou de plaisir, l'insuffisance de l'alimentation, le manque d'exercice au grand air, les abus de liqueurs alcooliques, etc. Je pourrais vous citer, à ce propos, si j'en avais le loisir, une foule de statistiques démontrant l'influence fâcheuse qu'exercent ces diverses circonstances sur la propagation de la tuberculose. Je me bornerai à vous en rappeler quelques-unes qui sont particulièrement probantes. En voici une due à MM. Mascaret et Lecadre qui démontre l'importance sanitaire de la vie active au grand air. Elle porte sur 100,000 employés des chemins de fer, parmi lesquels on a relevé en sept ans 428 décès par tuberculose. Ce chiffre n'a rien d'excessif et par lui-même il n'a rien de particulièrement instructif. Ce qui lui donne toute sa valeur, c'est sa répartition entre les employés du service actif et les employés des bureaux. Les premiers, au nombre de 75,000, n'ont eu que 16 décès par tuberculose, soit 2 pour 10,000 ; les seconds, au nombre de 25,000 seulement, ont eu 412 décès par tuberculose, soit 164 pour 10,000. De même, dans l'Administration des Postes et Télégraphes, les employés vivant enfermés dans les bureaux deviennent bien plus fréquemment tuberculeux que ceux dont le travail consiste à distribuer au dehors les lettres ou les dépêches.

Les rapports de l'alcoolisme avec la tuberculose sont révélés par des statistiques tout aussi éloquentes, desquelles il résulte que le nombre des décès causés par la phtisie s'accroît régulièrement, dans toutes les agglomérations urbaines, en même temps que s'accroît la consommation de l'alcool, et proportionnellement à cette consommation. Dans les villes où l'on boit annuellement 12 à 15 litres d'alcool par habitant, on compte invariablement de 30 à 50 décès par tuberculose pour 10,000 habitants ; dans celles où la consommation s'élève à 16 ou à 17 litres, la mortalité par tuberculose monte de 75 à 80 par 10,000 habitants ; dans celles où l'on consomme plus de 50 litres par personne, il meurt de 90 à 100 tuberculeux par 10,000 habitants.

Une autre preuve du rôle néfaste de l'alcoolisme nous est fournie par la lecture des statistiques de mortalité établies d'après les professions. Il en ressort que la tuberculose sévit d'une façon particulièrement meurtrière sur les cabaretiers, les garçons de café, les marchands ambulants, les camionneurs, les cochers de fiacre, etc., c'est-à-dire sur les ouvriers chez lesquels l'alcoolisme est en quelque sorte une nécessité professionnelle. Et cela se conçoit, si l'on songe que l'usage abusif des boissons alcooliques diminue l'appétit, ralentit la digestion, trouble le sommeil, excite le système nerveux ; que, par conséquent, il met obstacle à la réparation régulière des forces organiques et affaiblit la résistance vitale.

Indépendamment de son action directe sur l'organisme, l'alcoolisme a aussi une influence indirecte délétère sur le genre de vie de ceux qui s'y adonnent. Ils emploient, en effet, à satisfaire leur passion, une part de leur budget qui serait souvent indispensable pour assurer leur bien-être et celui de leur famille. L'ouvrier qui prélève sur son salaire quotidien de quoi boire des apéritifs, du rhum, de l'eau-de-vie, ne dispose plus de ressources suffisantes pour se procurer un logement salubre et une nourriture substantielle. Il compromet donc sa santé à la fois par les excès qu'il commet et par les privations dont ces excès sont la cause.

Je ne puis pas m'arrêter plus longtemps sur ce sujet qui mériterait pour être traité en détail de longs développements, et je résume les notions scientifiques fondamentales sur lesquelles repose tout l'édifice de la lutte antituberculeuse dans les cinq propositions suivantes :

1o La tuberculose est une maladie contagieuse, résultant de la pénétration et de la végétation dans le corps de l'homme ou des animaux vivants d'un microbe spécial, le bacille de Koch ;

2o Le bacille de Koch se trouve dans toutes les lésions tuberculeuses et dans tous les produits sécrétés par ces lésions, notamment les crachats de phtisiques. Il résiste à l'action de la plupart des antiseptiques, au froid, à la putréfaction. Il ne perd pas de sa virulence par la dessiccation à l'obscurité. Il est détruit par l'exposition aux rayons solaires et par la chaleur ;

3o La tuberculose n'est pas héréditaire, elle est toujours acquise par contagion ;

Dr PITRES. 3*

4° La contagion de la tuberculose s'opère habituellement :
ou bien en respirant de l'air tenant en suspension des particules de produits tuberculeux desséchés et réduits en poudre
impalpable voltigeant dans l'atmosphère, ou bien en ingé-
rant des aliments souillés par des germes bacillaires;

5° Tous les hommes ne sont pas également accessibles à la
tuberculose. Les gens robustes, actifs, sobres, restent le plus
souvent à l'abri de ses atteintes; ceux qui, par suite de maladies antérieures, de privation d'air ou d'exercice, d'insuffisance
d'alimentation, de surmenage ou d'excès, se trouvent en état de
déchéance physiologique, deviennent facilement ses victimes.
C'est pour cela que l'on a pu dire, non sans quelque apparence
de raison, que la « tuberculose est une maladie de misère dont
l'alcoolisme prépare le lit ».

II

La lutte contre la tuberculose. Son organisation. Ses moyens d'action à Bordeaux et dans les départements limitrophes. Ses résultats.

La tuberculose est le plus meurtrier des fléaux qui frappent
l'humanité. Elle tue, chaque année, à Bordeaux, plus de
800 personnes; à Paris, plus de 9,000; dans la France entière,
plus de 150,000. Encore ces chiffres, si énormes qu'ils soient,
ne donnent-ils pas une idée complète de l'étendue des désastres
qu'elle occasionne. Si on considère, en effet, que la plupart de
ses victimes sont des sujets jeunes, n'ayant pas encore rendu
à la société les services qu'ils auraient dû lui rendre s'ils
n'avaient été prématurément atteints par la maladie; si l'on
tient compte de ce fait que la durée moyenne de la tuberculose
aboutissant à la mort est de trois ans; que, par conséquent,
pendant les trois années qui précèdent leur décès, quatre cent
cinquante mille de nos compatriotes sont incapables d'exercer
leur profession; si l'on calcule qu'en outre des formes mortelles
de la tuberculose il y a un grand nombre de formes de tuberculose locale qui, comme les tumeurs blanches, les coxalgies, les
maux de Pott, les lupus, etc., etc., sont la cause d'infirmités

permanentes, diminuant dans une proportion considérable l'aptitude au travail des malheureux qui en sont affectés, on arrive à cette conclusion que les pertes et les misères sociales déterminées par le fléau tuberculeux sont incalculables.

Tant qu'on considérait la tuberculose comme une maladie héréditaire, inévitable, on était bien forcé de se résigner à subir ses ravages. Mais du jour où il a été démontré qu'elle était contagieuse, par conséquent évitable; du jour où l'on a su qu'elle n'était pas nécessairement incurable, on s'est révolté contre les rigueurs de ses coups et on s'est ingénié à chercher les moyens de la prévenir et de la combattre.

Mais comment lutter contre elle avec quelques chances de succès?

La première idée qui se présente à l'esprit, c'est qu'il faudrait trouver un remède capable de détruire, dans l'organisme des malades, les microbes pathogènes qui provoquent et entretiennent le mal. Mais ce remède idéal, ce spécifique dont l'univers entier attend et souhaite anxieusement la découverte, les médecins le recherchent depuis des siècles et ne l'ont pas encore trouvé. Toutes les médications que nous employons contre la tuberculose sont des médications indirectes : elles ont pour but et pour effet d'augmenter la résistance des malades, de soutenir leurs forces, de parer à quelques-uns des symptômes de la maladie, mais ce ne sont pas des spécifiques détruisant le mal dans sa racine.

Un instant, une grande lueur d'espérance a illuminé le monde. Koch avait cru découvrir dans la Tuberculine, c'est-à-dire dans un produit de sécrétion extrait de cultures du bacille de la tuberculose, un agent de guérison des lésions tuberculeuses. L'illusion n'a pas été de longue durée. La tuberculine n'a pas donné à l'usage les résultats merveilleux qu'on en attendait. Elle peut servir et sert couramment en médecine vétérinaire à déceler les tuberculoses latentes ou douteuses, mais elle ne guérit pas la tuberculose confirmée. Employée avec prudence, elle constitue un moyen de diagnostic quelquefois utile; elle n'est pas un agent curatif efficace.

Les divers sérums antituberculeux qu'on a essayé dans ces derniers temps ne paraissent malheureusement pas avoir une action thérapeutique plus certaine.

Behring a annoncé, dans une communication sensationnelle au Congrès de 1905, qu'il croyait être sur la voie de la découverte d'une nouvelle tuberculine plus active et plus sûre que celle de Koch. Mais les quelques renseignements qu'il a donnés sur le mode de préparation de ce produit et sur ses effets sont encore trop peu détaillés et trop obscurs pour qu'on soit en mesure d'en apprécier la valeur.

Il ne faudrait d'ailleurs pas s'exagérer l'importance des effets qu'aurait la découverte d'un spécifique antituberculeux. Elle serait certes très désirable cette découverte, et le savant qui la ferait mériterait d'être placé au nombre des grands bienfaiteurs de l'humanité, mais elle ne ferait pas plus disparaître la tuberculose dans le monde que le mercure n'a fait disparaître la syphilis ou la quinine la fièvre intermittente, parce qu'il est impossible qu'un spécifique, c'est-à-dire un agent thérapeutique applicable à la cure individuelle des malades, détruise une maladie contagieuse dont les germes menacent, par leur dissémination, toutes les agglomérations humaines. Et remarquez qu'à ce point de vue la tuberculose est bien plus subtile, bien plus diffusible, si j'ose ainsi parler, que la syphilis ou la fièvre intermittente. Elle est, en effet, une maladie dont les germes, répandus à profusion dans l'air que nous respirons et dans les aliments que nous ingérons, pénètrent incessamment dans nos organes; une maladie dont le développement est favorisé par toutes les causes d'épuisement, de déchéance organique, de misère physiologique; une maladie, enfin, dont une première atteinte ne protège pas contre des atteintes ultérieures. Si, donc, on possédait un spécifique antituberculeux, on pourrait bien arrêter l'évolution du mal chez les malades qui consentiraient à se laisser traiter, mais il faudrait, pour que leur guérison ne fût pas éphémère, les mettre en même temps à l'abri de rechutes éventuelles, soit en les protégeant contre des contagions nouvelles, soit en modifiant les conditions de réceptivité de leur organisme. Sans cela, le tuberculeux guéri resterait indéfiniment tuberculisable et, les mêmes causes produisant toujours les mêmes effets, il ne tarderait pas à retomber dans les dangers dont l'usage du spécifique l'avait tiré.

J'ajoute que, pour si efficace qu'on le suppose, le remède rêvé n'empêcherait pas tous les tuberculeux de mourir.

Lorsqu'elle est arrivée à un certain degré de son évolution, la tuberculose s'associe, en effet, à d'autres microbes qui prennent une part importante à la genèse des accidents susceptibles d'entraîner la mort. Quand, par exemple, un malade a de grosses ulcérations tuberculeuses des poumons ou de la vessie, ces ulcérations deviennent le point de départ d'infections secondaires que n'atténuerait vraisemblablement pas le spécifique antituberculeux, et qui continueraient à empoisonner l'organisme, même après la destruction du bacille tuberculeux. Les choses se passent ainsi dans un certain nombre d'autres maladies, dans la diphtérie notamment, où les injections opportunément et convenablement pratiquées du sérum très efficace de Behring-Roux ne sauvent pas tous les malades atteints d'angine couenneuse ou de croup, parce que, dans certains cas, le bacille de la diphtérie se trouve associé à d'autres microbes dont le sérum antidiphtérique n'atténue pas la nocivité et qui continuent à infecter l'organisme même après la destruction du bacille de la diphtérie.

En l'absence de moyen curatif spécifique, on s'est demandé si on ne pourrait pas appliquer à la tuberculose les procédés de vaccination qui permettent de prévenir certaines maladies contagieuses, comme la variole, le tétanos, le charbon. A première vue l'idée est séduisante, et des expériences poursuivies sur les animaux tendent à faire supposer que le jour n'est pas éloigné où elle sera pratiquement réalisable. Mais ici encore il convient de faire quelques réserves sur ses conséquences. En supposant que les études préliminaires qui doivent nécessairement précéder son application à l'homme soient bientôt achevées, combien faudra-t-il d'années pour que son usage se répande? Voyez ce qui est advenu pour la vaccine. C'est en 1776 que Jenner a pratiqué les premières vaccinations humaines, et malgré tous les efforts des médecins pour en vulgariser l'emploi, malgré les lois et règlements tendant à la rendre obligatoire, il y a eu pendant le XIX⁰ siècle de nombreuses épidémies de variole, dont l'une, celle de 1870, a parcouru toute la France, décimé la population de Paris et fait, à Bordeaux seulement, 2,070 victimes. Une autre épidémie, moins sévère, a sévi dans notre ville en 1881. Nous ne sommes réellement à l'abri de la variole que depuis l'organisation des instituts municipaux de

vaccine animale, c'est-à-dire depuis 1882. Il a donc fallu près
d'un siècle pour que la variole ne soit plus chez nous un danger
permanent. Et la variole est une maladie qu'on n'a qu'une
fois et contre laquelle le vaccin jennerien crée une immunité
artificielle dont la durée est d'une quinzaine d'années. Combien
faudra-t-il de temps pour nous protéger utilement contre la
tuberculose par la vaccination, si, comme semblent le démon-
trer les expériences en cours d'exécution, la durée de l'effica-
cité du vaccin antituberculeux n'est que de quelques mois?

Mais alors, devez-vous vous dire, si on n'est en mesure
ni de guérir la tuberculose à l'aide d'un spécifique, ni de la
prévenir à l'aide d'un vaccin, comment peut-on lutter efficacement contre elle? Veuillez réfléchir un instant, et vous serez
bientôt convaincus qu'il y a d'autres moyens de combattre les
maladies contagieuses. Rappelez-vous l'histoire de la lèpre.
Comme la tuberculose, la lèpre est une maladie bacillaire :
son bacille ressemble même beaucoup à celui de Koch. Eh
bien, la lèpre, au Moyen-Age, a pris en Europe un développement menaçant. On ne connaissait pas et on ne connaît pas
encore aujourd'hui de moyens sûrs de la guérir. On a pourtant
pu réussir à la faire à peu près complètement disparaître par
des mesures de prévention collective. On a isolé les lépreux
indigents dans des établissements spécialement consacrés à
leur garde. On a édicté des règlements rigoureux interdisant à
ceux qui n'étaient pas enfermés dans les léproseries de s'adonner
à certains métiers mettant obligatoirement les personnes qui les
exercent en contact continuel avec les populations. Bref, on a
empêché les lépreux de transmettre leur maladie. Par ce fait,
la lèpre a reculé, et bien qu'on en constate encore de loin
en loin quelques cas, elle n'est plus, en Europe tout au
moins, un danger social.

Plus récemment, nous avons vu combattre avec succès une
maladie redoutable, la fièvre typhoïde. Elle faisait naguère,
dans toutes les grandes villes, un grand nombre de victimes.
Elle est devenue beaucoup moins fréquente qu'autrefois; elle
a même complètement disparu de beaucoup de grosses agglomérations depuis que, par des travaux publics habilement
combinés, on a assuré aux habitants des cités populeuses de
l'eau pure, saine, ne contenant pas de germes typhiques.

On peut donc, vous le voyez, arrêter les progrès d'une maladie contagieuse, alors même qu'on est encore incapable de guérir individuellement les malades qui en sont affectés.

Pour ce qui concerne la tuberculose, nous connaissons assez bien les conditions qui lui donnent naissance pour lutter contre elle avec quelques chances de succès. Nous savons qu'elle est toujours le résultat d'une contagion; nous connaissons l'agent de cette contagion funeste et les voies par lesquelles il pénètre dans l'organisme; si donc nous prenions des mesures méthodiques tendant à empêcher sa dissémination dans l'atmosphère et dans les substances livrées à l'alimentation, nous diminuerions d'autant le nombre des chances de contagion nouvelle.

Nous savons, d'autre part, que toutes les causes de déchéance physiologique favorisent chez les sujets contaminés le développement de la maladie. Si donc nous parvenions, en vulgarisant les pratiques d'hygiène et l'habitude de la sobriété, à rendre les hommes plus robustes, plus vigoureux, plus résistants, nous rendrions du même coup la tuberculose moins fréquente et moins meurtrière.

Mais il est évident que pour qu'elles puissent donner des résultats appréciables, il faut que ces mesures de préservation et de prophylaxie s'appliquent non pas à quelques individualités isolées, mais à tous les membres des collectivités menacées par le fléau. Voilà comment et pourquoi la lutte antituberculeuse, dérivée des notions scientifiques, est sortie du domaine de la médecine privée et est devenue au premier chef une question d'hygiène sociale.

Bordeaux, il m'est fort agréable de le proclamer, est l'une des villes de France où il a été fait le plus d'efforts pour organiser méthodiquement cette lutte. Il est même juste de dire que la première idée de son organisation rationnelle est née à Bordeaux. C'est, en effet, en 1882, l'année même où Koch publia le célèbre mémoire dans lequel il annonçait qu'il avait réussi à isoler et à cultiver le bacille tuberculeux, que notre concitoyen M. le Dr Armaingaud commença la campagne de vulgarisation qui devait aboutir, dix ans plus tard, à la fondation de la *Ligue antituberculeuse française*. Le but que poursuivait dès ce moment M. Armaingaud, était de saisir l'opinion publique de la nécessité de combattre, par des mesures d'hy-

giène générale, le fléau de la tuberculose. Persuadé que la lutte
contre une maladie aussi répandue ne pourrait être utilement
engagée que lorsque par une propagande active on y aurait
intéressé un grand nombre de personnes dans toutes les classes
de la société, il entreprit de faire connaître au grand public à
la fois le mal et les moyens de le combattre. Cette idée était
fort juste. A notre époque, il n'y a pas de gouvernement
assez puissant pour imposer, au nom de l'hygiène, à des populations qui en ignorent les raisons ou en méconnaissent les
conséquences, des mesures restrictives de la liberté indivi
duelle. Or, toute réglementation est, dans une certaine mesure,
restrictive de la liberté des particuliers. Quand on interdit à un
tousseur de cracher dans les lieux publics, quand on oblige
un propriétaire à assainir son immeuble, quand on impose
à une famille la désinfection de l'appartement où est mort
un de ses membres, on porte évidemment une atteinte à
la liberté de ce tousseur, de ce propriétaire, de cette famille.
Pour obtenir que chacun se soumette sans résistance aux
règlements protecteurs de la santé publique, il est donc indispensable que tout le monde soit bien pénétré de la nécessité
de subordonner les intérêts particuliers à l'intérêt supérieur
de la collectivité. Lorsque les législateurs, les administrateurs des grandes cités, les administrés eux-mêmes, sauront
pertinemment comment se transmet et s'acquiert la tuberculose, alors, mais alors seulement, on pourra contraindre
les gens à prendre les précautions nécessaires pour éviter
la propagation indéfinie du mal, pour limiter les ravages du
fléau.

Au début de sa campagne, j'allais dire de son apostolat,
M. Armaingaud se heurta non seulement à l'indifférence générale, toujours difficile à secouer, mais aussi aux scrupules de la
plupart de ses confrères, qui hésitaient à parler ouvertement
de la transmissibilité de la tuberculose de peur de décourager
les malades ou d'inquiéter outre mesure leur entourage. L'Académie de Médecine elle-même, saisie de la question en 1888,
à la suite d'un vœu du premier Congrès de la tuberculose
demandant la rédaction d'instructions populaires destinées à
faire connaître au grand public les causes et la prophylaxie de
la tuberculose, se prononça en majorité contre le principe de
cette vulgarisation, dans la crainte que la connaissance de la

contagiosité de la phtisie ne jetât l'effroi dans les populations et ne provoquât l'abandon des malades.

Convaincu de la justesse de ses vues et encouragé par quelques hommes jouissant d'une grande autorité, par le regretté professeur Verneuil notamment, M. Armaingaud continua sa propagande et fonda la première Ligue contre la tuberculose, dont il exposa le but et le programme en 1892, et à propos de laquelle le vénérable Dr Hérard, au Congrès de 1893, prononçait les paroles suivantes, qu'il faut rapporter textuellement : « Je remercie et je félicite M. Armaingaud, et je crois être l'interprète des sentiments du Congrès tout entier, pour la gigantesque croisade qu'il a entreprise, et j'ajoute que si nous parvenons à mettre en pratique la prophylaxie de la tuberculose, c'est à lui que nous le devons. Nous devons lui accorder notre concours sans hésitation (¹). »

A partir de ce moment, un grand nombre de médecins s'affilièrent à la Ligue. Le mouvement, né à Bordeaux, s'étendit à toute la France, et en 1899, sous le haut patronage de M. le professeur Brouardel et M. le professeur agrégé Thoinot, vingt médecins firent des conférences publiques dans les divers arrondissements de la capitale. C'est alors que se fondèrent à Paris la *Société de préservation contre la tuberculose*, et à l'étranger l'*Association britannique pour la prévention de la tuberculose*, la *Ligue nationale belge*, etc., etc., qui furent organisées à l'instar de la *Ligue française contre la tuberculose* et peuvent être considérées un peu comme ses filles.

Ces ligues eurent une grande influence sur l'organisation de la défense antituberculeuse. Elles répandirent partout la bonne parole ; elles instruisirent le public des précautions à observer ; elles montrèrent aux administrateurs des grandes cités la nécessité d'améliorer leurs services de la voirie, de la surveillance des logements insalubres, de la désinfection. Grâce à elles se créèrent de tous côtés des œuvres d'initiative privée affectées à la cure et à la prophylaxie de la tuberculose : des sanatoriums populaires, des sanatoriums marins, des dispensaires, des colonies scolaires, des sociétés protectrices de l'en-

____

(¹) *Comptes rendus. Mémoire du III° Congrès de la tuberc ílose*, 1 vol. in-8°. Masson, éditeur. — Paris, 1893, p. 542.

fance, des institutions d'habitations ouvrières, de bains-douches, etc., etc.

Les œuvres antituberculeuses sont tellement nombreuses à Bordeaux que je ne pourrai vous indiquer que les principales, renvoyant les personnes qui auraient le désir de les connaître plus complètement à la substantielle brochure que vient de publier à leur sujet, à l'incitation du Comité girondin de l'Alliance d'Hygiène sociale, notre distingué concitoyen M. le Dr Durand (¹). Celles que je ne puis me dispenser de citer ici sont :

Le SANATORIUM GIRONDIN POUR LE TRAITEMENT DE LA TUBERCULOSE, fondé en 1899, sur le domaine de Feuillas, commune de Pessac, à 8 kilomètres de Bordeaux. Administré par M. le Dr Durand, il ne reçoit actuellement que des hommes, presque tous des phtisiques à la première ou à la deuxième période; mais, dès que les ressources le permettront, on construira un second pavillon pour les femmes.

Le DISPENSAIRE ANTITUBERCULEUX DE BORDEAUX. Créé en 1903, à l'instigation de M. le Dr Dupeux, sur le modèle de celui du Dr Calmette (de Lille), il délivre aux malades qui suivent ses consultations des brochures de propagande, des crachoirs de chambre et de poche, des bons de lait, d'œufs, de viande, des secours de loyer, etc.

Le SERVICE DU DIAGNOSTIC BACTÉRIOLOGIQUE DE LA TUBERCULOSE, installé à la Faculté de médecine, sous la direction du professeur Ferré, à côté du Service de diagnostic bactériologique de la diphtérie et du traitement de la rage, avec lesquels il constitue l'Institut Pasteur municipal de Bordeaux. On y pratique, pour le compte de tous les médecins qui en font la demande, l'examen des crachats des tuberculeux.

Le SANATORIUM MARITIME D'ARCACHON. Fondé en 1887 par M. le Dr Armaingaud, sur un terrain offert par M. le Dr Lalanne et avec le concours de Mme veuve Engrémy, qui y affecta une somme de 47,000 francs, il compte actuellement 200 lits et reçoit des enfants de deux à quinze ans, lymphatiques, scrofuleux, rachitiques, débiles de constitution, prédisposés à la tuberculose, mais n'ayant pas encore de lésions pulmonaires grossières.

(¹) *Guide de la lutte antituberculeuse à Bordeaux et dans la région.* Librairie de la Mutualité, 1905.

Le Sanatorium protestant du Moulleau. Fondé en 1882, par la Colonie protestante de Bordeaux, il reçoit pendant l'été environ 200 enfants, qui y passent en moyenne un mois.

Les Colonies scolaires de vacances, dirigées par M. Louis Bonnin, ont à peu près le même but. Elles envoient chaque année, pendant les mois d'août et de septembre, à la campagne, sur les bords de la mer ou à la montagne, environ 500 enfants indigents des écoles de la Ville.

La Société protectrice de l'Enfance de la Gironde et l'Œuvre de la Charité maternelle s'adressent uniquement à la protection des nouveau-nés. Elles distribuent aux mères indigentes capables de nourrir elles-mêmes leurs enfants des bons de fourneaux économiques, et à celles qui en sont incapables des bons de lait pasteurisé. Elles donnent en outre, au commencement de l'hiver, à tous les enfants secourus par elles un confortable trousseau de vêtements en laine ou en drap : bas, chaussons, jupons, manteaux, chemises, qui protègent les bébés contre les rigueurs du froid. Leurs budgets réunis sont de près de cent mille francs par an.

L'Œuvre des Crèches permet aux mères peu fortunées, obligées de travailler pour gagner leur vie, de placer leurs enfants, pendant la journée, dans des pouponnières propres et bien tenues, où on les garde et où elles viennent leur donner le sein à des heures déterminées.

Enfin, il convient de mentionner ici les Œuvres d'Hygiène sociale, qui servent indirectement, mais d'une façon très utile, à la préservation de la tuberculose en vulgarisant la propreté et la sobriété. Les plus importantes sont :

L'Œuvre des Habitations a bon marché. Fondée en 1893, par M. Ch. Cazalet, elle a déjà édifié dans les divers quartiers populeux de la ville cent dix-huit maisons salubres habitées par des familles ouvrières qui, par un mécanisme financier très simple, en deviennent rapidement propriétaires.

L'Œuvre des Bains-Douches a bon marché, créée par un groupe de philanthropes bordelais, à la tête desquels figurent MM. Bayssellance et Cazalet, a déjà donné dans les cinq locaux qu'elle met à la disposition du public plus de douze cent mille bains-douches.

L'Œuvre des Jardins Ouvriers, dirigée par l'infatigable M. Ch. Cazalet, loue, moyennant un franc par mois, à des familles ouvrières, un lot de terrains qu'elles doivent cultiver en plantes maraîchères destinées à leur propre consommation. C'est une des meilleures œuvres de moralisation et d'hygiène sociale. Elle est appelée à un grand avenir.

L'ŒUVRE DES DÉBITS DE TEMPÉRANCE, mal comprise par les masses ouvrières, auxquelles elle s'adressait, a eu des débuts difficiles; mais elle triomphera certainement des obstacles qu'elle a rencontrés et rendra alors de grands services à la lutte antialcoolique et par conséquent à la lutte antituberculeuse.

Dans les départements limitrophes de la Gironde se sont fondées plusieurs œuvres antituberculeuses actuellement en pleine prospérité.

La ville de La Rochelle a créé, sous l'habile direction de son ancien maire, M. d'Orbigny, et de son fidèle adjoint, M. le Dr Mabille, des sociétés analogues à celles qui fonctionnent à Bordeaux : des Crèches fort bien tenues, des Bains-Douches, des Habitations à bon marché, des Jardins ouvriers. Dans son voisinage se trouvent les sanatoriums marins de Fouras et de Saint-Trojan (île d'Oléron).

A Agen existent un Dispensaire antituberculeux et des Colonies scolaires.

Dans les Landes se trouve le beau sanatorium marin de Cap-Breton, fondé en 1889, grâce à la libéralité de Mme Desjobert qui a affecté à sa construction et à son entretien un legs de 1.200.000 francs. Il est dirigé par M. le Dr Dulau.

Il n'y a pas plus d'une quinzaine d'années que la lutte antituberculeuse est sérieusement organisée, et la plupart de ses œuvres ne fonctionnent réellement que depuis moins de dix ans, quelques-unes même n'ont été inaugurées que tout récemment. Elle ne donne donc pas encore tous les résultats qu'on peut légitimement en attendre. Néanmoins, si elle repose sur des idées justes et si ses moyens d'action sont adéquats à son but, son influence doit commencer à se faire sentir par une diminution appréciable dans les chiffres de la mortalité par tuberculose. J'imagine que ses initiateurs n'ont pas dû consulter sans une vive émotion les statistiques publiées dans ces dernières années par les services de l'état civil. Quelle déception cruelle si le nombre des décès dus à la tuberculose avait continué à augmenter ou si seulement il était resté stationnaire ! Tant de peines perdues !

Tant d'efforts vains ! Tant de dévouement stérile ! Eh bien, non, hâtons-nous de le dire, ils n'ont pas eu le regret de voir s'écrouler l'édifice de leurs espérances. Partout où la lutte a été sérieusement engagée, la tuberculose a fléchi. En Angleterre, en Allemagne, en Suède, en Danemark, elle est en décroissance. Dans la plupart des grandes villes de France, elle a diminué dans une proportion qui varie selon les régions de 6 à 17 p. 100 ; et, ce qui est très significatif, elle est restée stationnaire dans les petites villes, où rien n'a été fait pour la combattre. A Bordeaux, où il était mort chaque année, de 1889 à 1896, 900 tuberculeux, il n'en est plus mort que 800 par an de 1897 à 1904. Cent vies humaines épargnées tous les ans dans notre cité seulement, ce n'est pas une quantité négligeable. Et remarquez bien que ces heureux résultats ne peuvent que s'améliorer par la suite. Il y avait, en effet, au moment où a été engagée la campagne, un stock de malades déjà gravement atteints qui devaient nécessairement succomber et dont les décès inévitables ont chargé les statistiques des dernières années. Mais si, comme tout doit le faire espérer, le nombre des tuberculeux nouvellement atteints diminue progressivement grâce à l'application de plus en plus rigoureuse des mesures de prophylaxie préconisées par les hygiénistes, les statistiques des années prochaines seront de plus en plus favorables. Les résultats déjà obtenus sont donc très encourageants. Ils doivent nous engager à poursuivre, sans défaillance, la lutte que nous avons entreprise.

III

Applications pratiques.

On dit souvent de la tuberculose qu'elle est une maladie sociale. Elle mérite, en effet, cette épithète par l'extension menaçante qu'elle a prise dans les grandes agglomérations humaines, et par la répercussion économique de ses effets sur la Société entière. Elle la mérite aussi par la nature de ses causes prédisposantes et par le rôle prépondérant que jouent dans sa prophylaxie toutes les réglementations relatives à la police sanitaire des villes et toutes les mesures législatives tendant à améliorer les conditions d'existence des classes pauvres, à diminuer le surmenage et la misère, à combattre l'alcoolisme. Les hommes d'État se rendent aujourd'hui parfaitement compte des devoirs qui leur incombent de ce fait, et quand on voit ceux qui occupent ou ont occupé les positions les plus élevées du gouvernement, comme MM. Émile Loubet, Casimir-Perier, Léon Bourgeois, etc., se mettre à la tête des œuvres de préservation antituberculeuse, on ne peut douter que le jour approche où le Parlement étudiera avec tout le soin qu'elles méritent les questions d'hygiène sociale qui semblaient, il y a quelques années encore, être du ressort exclusif de la médecine. Mais il est toujours difficile de mettre en mouvement la machine parlementaire, et si nous attendions que l'État-Providence nous garantît contre les dangers qui nous menacent, nous aurions tout le temps de mourir de tuberculose... ou de vieillesse avant d'être effectivement protégés. Nous devons donc commencer par nous défendre nous-mêmes, et je vais tâcher de vous indiquer ce que nous pouvons et devons faire, nous, simples particuliers, en l'état actuel de nos mœurs et de notre législation, pour réduire dans la mesure du possible les risques que nous fait courir la tuberculose.

En restant sur ce terrain exclusivement pratique, je vois trois points qui méritent de fixer tout particulièrement votre attention; ce sont : 1º la restriction de la dissémination des germes contagieux; 2º l'hygiène de l'habitation; 3º la protection de l'enfance.

1º La restriction de la dissémination du contage.

Il résulte des notions relatives à l'étiologie de la tuberculose que je vous ai précédemment exposées, que si on parvenait à empêcher absolument la dissémination du bacille de Koch dans l'atmosphère et dans les substances livrées à l'alimentation, on supprimerait du même coup toutes les chances de propagation de la tuberculose. Les malades déjà atteints resteraient malades, mais les gens sains qui les entourent ne deviendraient pas tuberculeux. Le fléau serait tari dans sa source.

Ce principe fondamental de la lutte antituberculeuse est admis sans conteste par tous les médecins du monde. Et cependant on ne prend généralement que des précautions tout à fait insuffisantes pour empêcher la dissémination des germes morbides. Que faudrait-il donc faire de plus que ce que nous faisons? Le voici : .

Avant tout, il faudrait vulgariser l'usage des crachoirs hygiéniques, empêcher, par tous les moyens possibles, les phtisiques de cracher dans des mouchoirs, sur les tapis, sur les planchers de leurs habitations, dans les tramways, dans les wagons des chemins de fer, sur les dalles des édifices publics, partout enfin où les crachats peuvent, après s'être desséchés, se fragmenter en petites parcelles susceptibles de voltiger dans l'air.

Laissez-moi vous dire à ce propos que tous les crachoirs ne sont pas hygiéniques. Les crachoirs en forme de boîtes plates, garnies de son de bois, sont essentiellement défectueux. Ils sont même antihygiéniques, car la matière pulvérulente et légère dont ils sont garnis favorise la dessiccation partielle des crachats et leur dissémination ultérieure dans l'air. Les seuls crachoirs qui méritent d'être recommandés sont ceux dans lesquels les matières expectorées tombent dans des vases clos, ou dans des récipients contenant des liquides qui les empêchent de se dessécher. Il en existe maintenant dans le commerce d'innombrables modèles, en faïence, en porcelaine, en tôle émaillée, en verre, en métal nickelé ou en carton durci, dont les prix sont accessibles à toutes les bourses. Les uns sont de grands crachoirs collectifs destinés à être placés dans les lieux publics; les autres, de petits crachoirs individuels de chambre ou de poche. Ces derniers, extrêmement commodes, ne sont pas assez répandus. Tout phtisique obligé de sortir de chez lui et de se trouver en contact avec d'autres personnes dans des bureaux, des ateliers, dans la rue même, devrait en être pourvu. Les médecins en recommandent bien l'emploi, mais leurs prescriptions à ce sujet ne sont pas observées assez rigoureusement. Il conviendrait qu'ils fussent secondés dans cette partie de leur tâche par les dames de charité qui visitent les malades, par les gardes qui les soignent, par les parents et les amis qui les entourent, par tout le monde enfin, car tout le monde a intérêt à se protéger contre le danger que crée, par l'imprévoyance de quelques-uns, la contamination de l'air que tout le monde respire. Il faudrait surtout que les malades eux-mêmes comprissent qu'en négligeant de s'astreindre à certaines règles de vulgaire propreté ils s'exposent à répandre autour d'eux des germes de maladie et de mort.

Il serait injuste de prétendre qu'il n'a été réalisé sur ce point aucun progrès. La Société d'Hygiène a fait apposer dans les endroits fréquentés par le public, dans les tramways notamment, des affiches indiquant qu'il est dangereux de cracher par terre, et la souillure de ces endroits est moins fréquente qu'elle ne l'était autrefois. Des affiches de ce genre ont été placées tout récemment dans certains bâtiments municipaux. Vous avez pu en voir quelques-unes dans les couloirs de l'hôtel dans lequel nous sommes réunis. Cela est fort bien. Mais il serait encore mieux d'avoir placé, au-dessous de chacune de ces affiches, un crachoir collectif à réservoir liquide. Je ferai la même observation pour les salles des Pas-Perdus du Palais de Justice, des justices de paix, pour les gares de chemins de fer, pour les couloirs des salles de théâtre, pour les ateliers, les bureaux de postes, etc. L'achat de quelques crachoirs ne grèverait pas beaucoup les budgets des administrations intéressées, et il protégerait très utilement la santé publique contre les dangers de la dissémination des germes tuberculeux.

Il faudrait aussi éviter la promiscuité trop étroite des tuberculeux avec les sujets indemnes. Le tuberculeux n'est pas contagieux par lui-même; il ne dégage pas autour de lui des miasmes volatils susceptibles de porter au loin la maladie dont il est atteint. Ce qui le rend dangereux pour les personnes de son entourage, c'est qu'il évacue par diverses voies, principalement par l'expectoration, des quantités parfois considérables de bacilles, lesquels sont éminemment virulents. Si donc on prenait des précautions suffisantes pour éviter les souillures provenant de ces germes, on pourrait sans danger cohabiter avec les phtisiques. Mais, en fait, ces précautions sont rarement suffisantes. Si le malade se sert de crachoirs, il ne s'en essuie pas moins les lèvres avec des mouchoirs : de sa bouche s'échappent, pendant les efforts de toux, des particules de mucosités bronchiques qui se fixent sur sa barbe ou tombent sur son lit ; ses matières fécales souillent toujours plus ou moins ses chemises et ses draps. Toutes ces circonstances sont des causes de dissémination des germes morbides. C'est pourquoi les poussières provenant des lieux habités par des phtisiques contiennent toujours des bacilles pathogènes, lesquels, soulevés par les courants d'air, ou déposés sur des substances alimentaires ou des ustensiles de ménage servant à d'autres personnes, peuvent contaminer ces personnes.

Il en résulte que si on laisse vivre dans des espaces relativent restreints des malades atteints de tuberculose ouverte et des sujets sains ou atteints d'autres maladies que la tuberculose, ces sujets seront très exposés à contracter la tuberculose.

C'est ainsi que se passent les choses dans les hôpitaux, où l'on réunit dans les mêmes salles des phtisiques avérés et des malades atteints de bronchite simple, de rhumatismes, de rougeole, etc. Cela est fâcheux pour les uns et pour les autres : pour les phtisiques, parce qu'à cause des autres malades on ne peut pas aérer comme il conviendrait les salles dans lesquelles ils sont entassés ; pour les autres malades, parce que le voisinage des phtisiques les oblige à respirer nuit et jour un air profondément vicié, et expose leurs verres, leurs couverts, leurs pots à lait et à tisanes, leurs serviettes, leurs vêtements, à des souillures bacillifères provenant des poussières atmosphériques. Aussi serait-il extrêmement désirable que les phtisiques fussent soignés dans des pavillons spéciaux ou tout au moins des salles spécialement consacrées au traitement des tuberculoses ouvertes.

Cette réforme a déjà été l'objet d'études très complètes de la part des médecins les plus compétents. En 1896, un rapport présenté par MM. Grancher et Thoinot à la *Commission de surveillance de l'Assistance publique de la Seine* concluait à l'isolement obligatoire des tuberculeux dans des pavillons spéciaux. Saisie de la question en 1898, l'Académie de Médecine émettait un avis identique. En 1900, la *Commission de la tuberculose du Ministère de l'Intérieur* décidait que les tuberculeux devaient être séparés des autres malades, soit dans des hôpitaux spéciaux, soit dans des quartiers spéciaux des hôpitaux existants. La *Société Médicale des hôpitaux de Paris* se prononçait en 1902 dans le même sens. En 1903, la *Commission permanente pour la préservation de la tuberculose*, adoptant les conclusions d'un rapport très documenté de M. le Dr Armaingaud, déclarait que les tuberculeux doivent être traités dans des hôpitaux spéciaux, et là où la création d'hôpitaux spéciaux est impossible, dans des quartiers spéciaux des hôpitaux existants, mais qu'ils ne doivent jamais être soignés dans les salles communes. Enfin, en 1904, une circulaire du ministre de l'Intérieur enjoignait aux Administrations hospitalières de s'entendre avec leurs médecins afin d'arriver le plus promptement possible à la réalisation de cette importante amélioration de l'hygiène générale des hôpitaux.

Malgré ces avis pressants des médecins les plus autorisés, malgré ces injonctions formelles des représentants de l'Administration supérieure, la réforme n'est pas encore entrée dans la pratique. A Bordeaux, tout au moins, les tuberculeux sont toujours traités dans les salles communes, où ils s'étiolent et s'anémient faute d'air, et où ils créent, par les germes qu'ils répandent autour d'eux, un danger permanent pour les autres malades.

La principale objection qui ait été opposée à l'isolement des tuberculeux est d'ordre sentimental. On a dit que les phtisiques séparés des autres malades se considéreraient comme des parias de la société, voués à une mort prochaine ; qu'ils se désespéreraient de leur état ; qu'ils tomberaient dans un sombre découragement. L'expérience répond à cette objection. Dans les sanatoriums payants, où ne sont admis que des tuberculeux connaissant parfaitement la nature de leur maladie, nul ne se désespère, nul ne se décourage : on rit, on s'amuse, on flirte même, et, ce qui est mieux, on se soigne comme il convient ; on s'améliore souvent et parfois on guérit.

Il en sera ainsi dans nos hôpitaux le jour, que j'espère prochain, où la Commission administrative des hôpitaux et hospices civils de Bordeaux, dont le dévouement est si justement apprécié par la population de notre ville, aura créé dans les établissements qu'elle dirige des services spéciaux de tuberculeux.

Occupons-nous maintenant des moyens de nous protéger contre la contamination des substances alimentaires.

Je vous ai déjà expliqué comment le lait distribué aux particuliers dans les grandes villes contenait assez fréquemment des bacilles de Koch. Préoccupé des dangers que fait courir aux adultes, et surtout aux enfants nourris au biberon, l'usage du lait souillé par des germes contagieux, le Congrès de 1905 a émis les vœux suivants :

1º Que l'inspection sanitaire des vacheries soit mise à l'étude le plus tôt possible ;

2º Qu'il ne soit livré à la consommation, dans les établissements publics de tout ordre : hôpitaux, écoles, etc., que des laits pasteurisés, bouillis ou stérilisés, ou des laits crus provenant d'étables dont toutes les vaches, tuberculinées, auront été reconnues indemnes.

Mais, sans attendre que satisfaction leur ait été donnée, nous pouvons nous protéger nous-mêmes en ne buvant et en ne faissant boire à nos familles que du lait bouilli, et j'ajouterai du lait bouilli peu de temps avant d'être consommé. Nos ménagères, en effet, conservent souvent le lait dans des vases non pourvus de couvercles, si bien que le liquide, purifié de tout germe contagieux au moment de son ébullition, peut fort bien être contaminé, après son refroidissement, par les poussières virulentes de l'air.

Des précautions analogues devraient être prises pour toutes les autres substances alimentaires. Il faudrait interdire aux enfants de manger des gâteaux, des bonbons ou des fruits qui se vendent sur la voie publique. Il faudrait écarter de nos tables les mets non recuits qui sont restés longtemps exposés à l'étalage extérieur de la devanture des magasins : le jambon, le saucisson, les figues sèches, les prunes, les dattes, etc. Il faudrait enfin tenir les garde-manger de nos maisons suffisamment écartés des cours intérieures pour que les poussières provenant du battage des tapis des étages supérieurs ne viennent pas se déposer en abondance sur les aliments qu'ils sont destinés à conserver.

2º L'hygiène de l'habitation.

On sait depuis longtemps qu'une maison bien aérée, où le soleil pénètre aisément, où il n'y a pas de recoins sombres et humides, est saine; tandis que les maisons étroites, obscures et sales, sont malsaines. Mais on ne connaît que depuis peu de temps l'importance capitale de l'insalubrité de l'habitation dans la propagation de la tuberculose, car elle n'a été révélée que tout récemment par la publication des documents recueillis, à l'instigation du Conseil municipal de Paris, de 1894 à 1904, sur les casiers sanitaires des immeubles de la capitale, par M. Juillerant.

Pour bien comprendre la portée de ces documents, il faut savoir qu'il y a à Paris 86,112 immeubles occupés par 2,260,350 habitants (soit une moyenne de 31 habitants par immeuble) et que le nombre total des décès par tuberculose a été en moyenne chaque année, de 1894 à 1904, de 9,226 (soit 3,46 pour 1,000 habitants).

L'analyse des casiers sanitaires permet de classer les maisons de Paris en trois catégories : les salubres, dans lesquelles la tuberculose est tout à fait exceptionnelle ; les insalubres, dans lesquelles il meurt un tuberculeux tous les deux ans ; les maudites, dans lesquelles il meurt au moins un tuberculeux par an.

Les maisons salubres sont heureusement de beaucoup les plus nombreuses. On en compte 80,849, contenant une population de 2,233,674 personnes (avec une densité de 27,7 par immeuble), dans lesquelles il meurt annuellement 5,771 tuberculeux, soit 2,85 pour mille habitants.

Les habitations malsaines sont au nombre de 4,443 ; elles donnent asile à 320,376 personnes (soit 82 par immeuble) ; il y meurt annuellement 2,409 tuberculeux, soit 7,76 pour mille.

Les habitations maudites, au nombre de 820, sont occupées par 106,500 personnes (soit 129 par immeuble). Il y meurt annuellement 1,045 tuberculeux, soit 9,84 par mille.

Ces maisons funèbres ne se trouvent pas toutes, ainsi qu'on serait tout d'abord tenté de le supposer, dans les quartiers excentriques, où s'entassent les familles les plus pauvres de la population parisienne ; quelques-unes sont situées au centre même de la ville, dans le quartier Saint-Merry, au voisinage des plus somptueuses résidences des grands seigneurs du XVIIe siècle, tout près de l'hôtel Carnavalet. Ce qui les caractérise, c'est que ce sont des maisons anciennes, mal distribuées, dans lesquelles les escaliers trop étroits, les cours trop exiguës, les fenêtres peu nombreuses et mal exposées, ne laissent ni circuler l'air ni pénétrer les rayons purificateurs du soleil. Des générations successives de tuberculeux y ont craché sur les planchers et sur les murs. Les germes infectieux s'y sont accumulés. Ils y vivent dans l'obscurité et se renouvellent incessamment en faisant toujours de nouvelles victimes.

Cette histoire des maisons insalubres rappelle par beaucoup de côtés celle des *Champs maudits*, qui a fait l'objet d'un des plus remarquables mémoires de Pasteur. Dans les pays où le charbon était autrefois endémique, il y avait des pâturages que les bestiaux ne pouvaient fréquenter, surtout à la fin de l'été, sans courir les plus grands risques de contracter la maladie. Pourquoi? On l'ignorait; et l'ignorance étant la mère des superstitions, on pensait que les prairies où le bétail devenait si fréquemment charbonneux avaient été vouées au mal par quelques sortilèges : c'est pourquoi on les appelait les *Champs maudits*. Pasteur, appliquant à leur étude son esprit génialement investigateur, reconnut tout d'abord que dans tous ces champs on avait précédemment inhumé des animaux charbonneux. Il constata ensuite que les vers de terre creusaient assez profondément leurs galeries souterraines pour aller puiser dans le sol, au voisinage des cadavres putréfiés, des germes infectieux qu'ils ramenaient à la surface, incorporés à leurs matières fécales, dans ces petits monticules tortillonnés qu'on voit en si grand nombre dans les jardins et les prairies. Inoculées à des animaux, ces matières les rendaient en effet charbonneux. Il y avait donc à la surface des champs maudits des germes virulents susceptibles de donner le charbon aux animaux. Mais, à l'inverse de la tuberculose, le charbon ne se transmet pas par les voies digestives. On peut faire avaler impunément aux animaux les plus sensibles à son action des viandes infectées de charbon, des herbes arrosées avec des produits charbonneux, voire même des cultures extrêmement virulentes de bactéridie charbonneuse. Pasteur ne s'expliquait donc pas comment des moutons ou des vaches broutant l'herbe des champs maudits pouvaient contracter la maladie. Il ne s'expliquait pas non plus pourquoi leur infection, rare au printemps, était au contraire très commune à la fin de la saison chaude. Des expériences ingénieusement conduites lui donnèrent la clef de ce double mystère. Au printemps, les herbes des prairies sont tendres et ne font que très rarement des plaies aux gencives et au palais des animaux qui s'en nourrissent, aussi ces animaux ne deviennent-ils pas charbonneux dans cette saison, même si les pâturages dans lesquels on les place sont infectés de germes virulents ; au contraire, à la fin de l'été et au commencement de l'automne, les chaumes des graminées, durcis par la maturation, déterminent souvent des excoriations de la muqueuse buccale par lesquelles peuvent se produire des inoculations directes, sources habituelles de l'infection charbonneuse.

L'étude de la genèse du charbon dans les champs maudits rend compte, *mutatis mutandis*, de ce qui se passe pour la propagation de la tuberculose dans les habitations insalubres. Celles-ci sont, ainsi que je vous le disais tout à l'heure, des maisons antérieurement occupées par des tuberculeux, dans lesquelles les germes bacillaires, enfouis dans les fentes des planchers mal ajustés, dans les anfractuosités des murs, dans les fissures des plafonds, derrière les lambris des boiseries ou les papiers des tapisseries, sur les meubles, dans les placards, se conservent indéfiniment jusqu'à ce que, soulevés par les courants d'air, les trépidations du sol ou le balayage, ils pénètrent dans les poumons ou les voies digestives des habitants de l'immeuble et les contaminent. Ajoutez à cela que les locataires de ces maisons sont presque tous des malheureux, surmenés par le travail, épuisés par l'insuffisance de l'alimentation, brûlés par l'alcool ; qu'ils sont entassés les uns sur les autres (129 par immeuble !) ; qu'ils couchent souvent plusieurs dans des cabinets étroits où le soleil ne se montre jamais, et vous comprendrez que la tuberculose, une fois introduite dans ces milieux, s'y installe et n'en sorte plus, car tout s'y trouve réuni pour favoriser son développement.

Justement ému par les statistiques contenues dans le rapport de MM. Juilleraut et Bonnier sur « la tuberculose et l'habitation », le Congrès de 1905 a émis une série de vœux engageant les Pouvoirs Publics : à supprimer sans retard l'impôt des portes et fenêtres ; à instituer dans toutes les grandes villes une enquête analogue à celle qui est poursuivie à Paris depuis 1894 sur les casiers sanitaires des maisons ; à réglementer désormais, en s'inspirant des nécessités de l'hygiène urbaine, la largeur des rues, la hauteur des maisons, les dispositions des cours intérieures, les dimensions et l'aération des pièces habitables, etc. ; à rendre obligatoire, avant leur livraison à de nouveaux locataires, la désinfection des appartements occupés par des tuberculeux ; enfin, à promulguer une loi donnant aux autorités compétentes le droit et les moyens d'exproprier tous les immeubles dangereux pour la santé des habitants, en tenant compte, dans l'évaluation de l'indemnité, de la valeur sanitaire de l'immeuble.

Ces vœux expriment des desiderata qui, soit dit en passant, sont déjà entrés dans la législation de certains pays étrangers. Le dernier notamment, celui qui a trait à l'expropriation pour cause d'utilité publique des immeubles insalubres, en basant leur estimation sur leur valeur sanitaire, est passé depuis plusieurs années dans les lois anglaises, et c'est en grande partie à sa rigoureuse application que les villes de nos voisins d'Outre-Manche sont devenues les plus salubres du monde, et que la mortalité par tuberculose a été diminuée à Londres de un cinquième.

Il est peu probable cependant que nos législateurs trouvent avant longtemps le loisir de s'occuper de leur réalisation. Mais nous pouvons, heureusement, nous passer dans une certaine mesure de l'intervention des Pouvoirs Publics pour combattre l'insalubrité de nos demeures. Rien ne nous empêche, par exemple, de mettre d'ores et déjà en pratique le vœu du Congrès relatif à la désinfection des appartements qu'ont habités des tuberculeux. Toutes les grandes villes possèdent maintenant des Services de désinfection qui sont mis gratuitement à la disposition des indigents. Quand un phtisique sans ressources vient à mourir dans un de ces taudis tout particulièrement aptes à conserver les germes infectieux, il suffit que le médecin signale le fait à la Mairie pour que celle-ci fasse procéder à la désinfection sans que la famille du défunt ait à s'imposer pour cela aucun sacrifice. La question devient un peu plus délicate s'il s'agit de personnes non indigentes, car aucun règlement d'administration publique n'indique si c'est le propriétaire ou le locataire qui doit supporter les frais de l'opération. Le premier dira alors : « Voici mon immeuble ; je vous le loue tel qu'il est. Faites-le désinfecter si vous voulez ; moi je ne me mêle pas de cela. » Le locataire devrait répondre : « Eh bien, moi, je ne prendrai possession du logement que lorsqu'il aura été désinfecté par vos soins. » Mais, en fait, il se trouve toujours des personnes insouciantes ou insuffisamment averties qui consentent à courir les risques de l'insalubrité du logement. Pour éviter ce danger, on a pris l'habitude, dans certaines villes, particulièrement dans les villes d'eaux fréquentées par beaucoup de tuberculeux, d'introduire dans les contrats de location un article spécifiant que, dans le cas où les médecins jugeraient la désinfection utile, elle serait pratiquée aux frais du locataire dont la maladie l'aurait rendue nécessaire. C'est ainsi que se passent les choses à Arcachon; et grâce à ce système d'entente préalable, dont M. le Dr Lalesque a exposé l'économie dans un intéressant rapport qu'il a communiqué en 1893 à l'Alliance d'Hygiène sociale, la désinfection de toutes les villas temporairement occupées par des tuberculeux se fait avec une parfaite régularité.

Il serait peut-être difficile d'employer ce procédé dans les grandes villes. Mais rien ne peut obliger un citoyen à louer un immeuble foncièrement insalubre, et le jour où tout le monde saura qu'il est dangereux d'occuper, avant qu'il ait été désinfecté, un logement grand ou petit, luxueux ou misérable, précédemment habité par un tuberculeux, on aura fait un grand pas dans la prophylaxie de la tuberculose.

Ce ne sont pas seulement les particuliers qui devraient se préoccuper de l'hygiène de l'habitation. Les groupements mutualistes, les Sociétés de secours mutuels, les Sociétés d'assurance contre la maladie, auraient un intérêt de premier ordre à prendre en mains, sur ce point, la direction de certaines mesures protectrices de la santé de leurs adhérents. Je n'ai pas trouvé de statistiques précises indiquant le chiffre des dépenses qu'impose aux sociétés de secours mutuels de France l'entretien de leurs tuberculeux, mais il est certain que ce chiffre est énorme. Dans quelques milieux ouvriers, à Lille, à Saint-Étienne, on estime qu'il absorbe le cinquième et même le tiers des ressources totales des sociétés de prévoyance contre la maladie. Ainsi, voilà des associations dans lesquelles on n'entre qu'avec un certificat de santé, et qui dépensent cependant le cinquième ou le tiers de leurs revenus à soigner leurs tuberculeux ! N'est-ce pas effrayant ? et le moment ne vous semble-t-il pas venu, Messieurs les Mutualistes, de vous préoccuper, plus que vous ne l'avez fait jusqu'à présent, de la prophylaxie des maladies évitables, de la tuberculose en particulier ? Soulager des misères pressantes, servir des indemnités à des malades hors d'état de subvenir à leur existence, c'est fort bien, mais c'est ruineux;

prévenir le mal avant qu'il soit arrivé, protéger la santé de vos adhérents contre les périls qui les menacent, ce serait encore bien mieux, et ce serait plus économique. M. Mabilleau, dans son beau livre sur la *Mutualité française*, M. Furster dans son rapport au Congrès de 1905 sur la *Mortalité et la Tuberculose ouvrière*, engagent vivement les Associations mutualistes de France à entrer dans cette voie. Il serait on ne peut plus désirable que leurs conseils fussent suivis.

Pratiquement, les choses seraient fort simples. Au lieu de perdre leur temps à chercher à réaliser des économies de bouts de chandelle en réduisant au minimum les honoraires de leurs médecins, les Sociétés de secours mutuels contre la maladie devraient organiser, sous la direction de leurs Conseils d'administration, un *Service médical de la prévention de la tuberculose*, dont les agents s'occuperaient tout particulièrement de la surveillance de l'habitation. Ils auraient pour mission de visiter les logements occupés par les membres de la Société et de donner leur avis motivé sur le degré d'insalubrité de ceux qui ne seraient pas suffisamment sains. « Celui-ci, diraient-ils, est foncièrement insalubre : il ne doit pas être habité par un de nos adhérents ; celui-là est habitable, mais il doit être désinfecté, » et le Conseil d'administration, dûment informé, prendrait les mesures nécessaires pour obliger le locataire du logement radicalement insalubre à changer de domicile et pour exiger du locataire du logement accidentellement contaminé qu'il se soumette à la désinfection réclamée par le médecin. Résultats : moins de tuberculeux à entretenir, et, par suite, plus d'argent disponible. « Faites de bonne politique et vous aurez de bonnes finances, » disait un des grands ministres de la Restauration aux représentants du peuple. On pourrait de même dire aux mutualistes : « Faites de bonne prévention antituberculeuse et vos caisses seront bien garnies. »

3° La protection de l'enfance.

La charité privée a déjà beaucoup fait pour la protection de l'enfance, et ce qu'elle a fait est excellent. Les Crèches, les Gouttes de Lait, les Colonies scolaires de vacances, les Sanatoriums marins pour enfants chétifs ou scrofuleux sont incontestablement les plus efficaces et les plus économiques de toutes les œuvres antituberculeuses. Elles rendent à peu de frais d'immenses services. Néanmoins, les médecins qui ont étudié avec le plus d'attention le problème de la prophylaxie de la tuberculose pensent que c'est encore du côté de l'enfant que doit être dirigé aujourd'hui le grand effort de la lutte.

Que se passe-t-il, en effet, dans les familles pauvres lorsque l'un de leurs membres est devenu phtisique? Les adultes valides s'en vont, dès le matin, à l'atelier ou au bureau, laissant au logis le malade et l'enfant, l'un gardant l'autre. Au lieu de respirer largement au grand air, de profiter des avantages du soleil, du bon soleil purificateur, le petit être vit dans un milieu confiné, où les germes morbides répandus à profusion souillent l'air, le lait, les substances alimentaires. Il languit, s'étiole, s'anémie et ne tarde pas à devenir tuberculeux.

Toutes les statistiques de la mortalité infantile démontrent que la tuberculose, rare dans les premiers jours qui suivent la naissance, devient de plus en plus fréquente à mesure qu'on approche de la septième année. En voici une empruntée à la thèse de doctorat de Mme Cayrol-Blum. Elle repose sur l'examen de 5,154 cadavres d'enfants, morts dans les hôpitaux de Montpellier, de 1892 à 1901. Des lésions tuberculeuses ont été constatées

```
Sur les sujets de 0 à 2 mois, dans     0,54 0/0 des cas
     —        de 2 mois à 1 an, dans   1,52    —
     —        de 1 an à 2 ans, dans    3,61    —
     —        de 2 ans à 5 ans, dans  11,14    —
     —        de 5 ans à 7 ans, dans  16,77    —
```

Après sept ans, la tuberculose devient moins fréquente, sans doute parce que l'enfant, sortant davantage de la maison, se trouve moins exposé à la contagion familiale. Pour être aussi efficace que possible, la Protection antituberculeuse du jeune âge devrait donc séparer, dès sa naissance, l'enfant issu de parents tuberculeux du milieu infecté dans lequel il se trouve perpétuellement exposé à la contagion. Aucune œuvre charitable n'a encore, à ma connaissance, réalisé cet idéal; celle qui s'en est le plus rapproché est *l'Œuvre de la préservation de l'enfance contre la tuberculose*, fondée en 1904 sous l'inspiration du professeur Grancher, par un groupe de dames charitables de

Paris, présidées par Mme veuve Pasteur et par Mme Grancher. Elle prend dans les familles indigentes qui consentent à les leur confier les enfants de tuberculeux ne présentant pas encore des symptômes de tuberculose, et les envoie à la campagne, chez de bons paysans, qui moyennant une faible rémunération de 1 franc par jour environ, les nourrissent et les initient aux travaux des champs. A quinze ans ils seront devenus de braves et solides adolescents, capables de gagner honnêtement leur vie.

Nous n'avons pas encore à Bordeaux d'œuvre établie sur les mêmes principes. J'ai appris cependant ces jours-ci que mon collègue M. le professeur Moussous avait entrepris de créer dans la Gironde une filiale de l'œuvre parisienne de la protection de l'enfance. Je souhaite que ses démarches aboutissent rapidement à un bon résultat. Cependant, il ne me semble pas que l'œuvre de M. Grancher représente tout à fait l'idéal de la protection de l'enfance contre la contagion tuberculeuse, d'abord parce qu'elle ne prend les enfants qu'à partir de cinq ans, ensuite et surtout parce qu'elle ne s'adresse qu'aux indigents. Or les enfants deviennent souvent tuberculeux avant l'âge de cinq ans, et les enfants des pauvres ne sont pas les seuls qui contractent la tuberculose sous le toit familial. Ceux des ouvriers, des employés de commerce, des commis de bureau, des magasiniers, des petits industriels, sont exposés au même danger. Il serait donc désirable qu'ils fussent protégés, eux aussi, dès leur naissance, contre le péril tuberculeux. Mais ni l'assistance publique ni la charité privée ne sont en mesure d'assurer leur sauvetage. Les associations mutualistes auraient, au contraire, si elles le voulaient, les moyens de réaliser une pareille tâche.

Ah! Messieurs, quels bienfaits répandrait autour d'elle la Mutualité française si, mettant au service de la protection sanitaire de l'enfance sa haute influence morale et ses immenses ressources financières, elle organisait, au voisinage de toutes les grosses agglomérations urbaines, des sortes de sanatoriums infantiles ou, mieux, des établissements mixtes, tenant à la fois des nurseries et des écoles maternelles, où elle pourrait donner temporairement asile, moyennant une rétribution convenable, aux fils de ses adhérents, âgés de moins de sept ou huit ans, pendant tout le temps que la présence dans leur foyer d'un parent tuberculeux rendrait dangereux le séjour des enfants dans le milieu familial.

Pour bien faire, il conviendrait même qu'on pût y placer les enfants toutes les fois qu'une maladie contagieuse quelconque sévirait dans le logement paternel. Car si la tuberculose est la plus meurtrière, elle n'est pas la seule maladie évitable qui menace l'enfant. Quand un cas de fièvre typhoïde, de diphtérie, de rougeole, de scarlatine, d'oreillons, de coqueluche, etc., se déclare dans une maison, la plus vulgaire prudence commande d'en faire sortir au plus tôt les enfants non encore contaminés. Dans les familles riches la chose est fort simple : on envoie à la campagne les enfants qu'on ne veut pas laisser exposés à la contagion. Dans les familles indigentes on peut quelquefois les faire admettre aux Enfants assistés. Mais dans les familles, de beaucoup les plus nombreuses, qui ne sont ni assez riches pour qu'on envoie les enfants à la campagne ni assez pauvres pour qu'on les confie à l'Assistance publique, il est à peu près impossible d'arracher les enfants encore indemnes au milieu infecté où ils ont toutes chances de contracter la maladie : cela deviendrait très facile si on pouvait les placer temporairement dans un établissement payant, spécialement organisé en vue de ce genre d'isolement préventif. Combien d'innocentes victimes seraient ainsi préservées de la maladie et de la mort! Que de soucis et de larmes seraient épargnés à leurs parents!

Mutualistes, mes frères, je soumets avec confiance à vos méditations les idées que je viens de vous exposer. Vous accomplissez tous les jours de grandes et belles choses. Vous avez réalisé ce miracle de combattre efficacement, par l'épargne volontairement consentie et par l'assurance mutuelle, les conséquences économiques de ces deux fléaux des travailleurs : la maladie et la vieillesse. Votre œuvre est magnifique. Vous avez le droit d'en être glorieux. Mais le développement logique de vos principes aussi bien que le souci de vos intérêts doivent vous engager à étendre aujourd'hui votre champ d'action du côté de la prévention des maladies évitables. Je vous convie à cette tâche au nom de la Solidarité humaine qui a inspiré vos premières œuvres, et dont vous êtes toujours, de par le monde, les apôtres les plus fervents et les défenseurs les plus avisés.

9 782019 170493